CON GRIN SUS CONOCIMIENTOS VALEN MAS

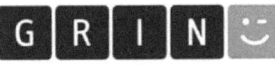

Bibliographic information published by the German National Library:

The German National Library lists this publication in the National Bibliography; detailed bibliographic data are available on the Internet at http://dnb.dnb.de .

Imprint:

Copyright © 2018 GRIN Verlag
Print and binding: Books on Demand GmbH, Norderstedt Germany
ISBN: 9783668885677

This book at GRIN:

https://www.grin.com/document/451712

Jazmin Antonella Celi

Purpura trombocitopenia inmune. Fisiopatología, diagnósticos y tratamientos

GRIN Verlag

GRIN - Your knowledge has value

Since its foundation in 1998, GRIN has specialized in publishing academic texts by students, college teachers and other academics as e-book and printed book. The website www.grin.com is an ideal platform for presenting term papers, final papers, scientific essays, dissertations and specialist books.

Visit us on the internet:

http://www.grin.com/

http://www.facebook.com/grincom

http://www.twitter.com/grin_com

Purpura Trombocitopenia Inmune

Autor: TSAC Celi,Jazmin

(Agradecimientos)

Resumen:

La purpura trombocitopenia inmune (PTI), es una enfermedad caracterizada por una disminución de trombocitos o plaquetas debido a anticuerpos dirigidos contra antígenos plaquetarios. El objetivo principal es entender lo complejo de la PTI, su fisiopatología, diagnósticos y tratamientos hasta el momento. Analizando cada uno de ellos con el fin de observar que nos dicen los números epidemiológicos en relación al éxito de éstos.

Summary:

Purpura thrombocytopnia inmune is a disease characterized by a decrease in thrombocytes or platelets due to antibodies directed against platelet antigens. The main objective is to understand the complexity of PTI, its pathophysiology, diagnoses and treatments so far. Analyzing each one of them in order to observe what the epidemiological numbers tell us in relation to the success of these.

En etapa crónica de la enfermedad, la esplenectomia es el tratamiento con la tasa de respuesta más alta cuando el tratamiento con medicamentos no resulta positivo a largo plazo.

A mis compañeros del IFTS N°10 que me ayudaron a lo largo de este trabajo.

A la prof. Silvina Perez que siempre estuvo a disposición para guiarme en la investigación.

A los profesionales de la salud que forman parte de la familia del Club Imperio Juniors.

A mi familia, amigos y compañero de vida que me brindaron el apoyo emocional y afectivo para seguir en este camino.

Índice

Marca teórico I 6

    Purpura Trombocitopenia Inmune 6

    Trombopoyesis: El camino hacia la formación de plaquetas 7

    El rol del bazo 9

Marco teórico II 10

    Diagnóstico 10

    Tratamientos 13

    Tratamientos de primera línea 13

    Tratamientos de segunda línea 15

    Esplenectomia 17

    Epidemiología 18

    Pacientes pediátricos frente a los distintos tratamientos 19

    Pacientes adultos frente a los distintos tratamientos 20

Conclusión 21

Bibliografía 22

Marca teórico I

Purpura Trombocitopenia Inmune

La Purpura trombocitopenia inmune es una enfermedad en donde los niveles de plaquetas o trombocitos se ven disminuidos por un trastorno del sistema inmune. Los anticuerpos del organismo tienen afinidad a ciertas glicoproteínas de la membrana del trombocito principalmente de los complejos GPIIb/IIa y GPIb/IX teniendo como fin su destrucción. En la actualidad se ha demostrado que a nivel inmune tanto la respuesta humoral como celular actúa sobre los megacariocitos lo que significa que inhibe o disminuye la producción de los mismos.

Los valores normales de referencia de plaquetas en sangre deben ser aproximadamente entre $150 - 450 \ x10^9/L$ y hasta $500 \ x10^9/L$ en niños, por debajo de ese parámetro se considera trombocitopenia. Las plaquetas cumplen un papel importante en el proceso de coagulación y formación del tapón plaquetario ante un daño en los vasos sanguíneos. Las posibles manifestaciones clínicas en pacientes con PTI son hemorragias mucocutáneas (piel, superficies epiteliales de nariz, útero y otros órganos) .Entre las más destacadas, las hemorragias dentro de la piel puntiformes denominadas petequias y equimosis siendo de mayor tamaño que la primera. Sin embargo, hay quienes no presentan hemorragias epiteliales. Debido a lo anteriormente mencionado, internacionalmente y la Sociedad Hematológica Argentina siguen utilizando la abreviatura PTI y el término "purpura" dado que se encuentra muy afianzado en los usos y prácticas médicas.

Clasificación de la PTI:

PTI Primaria	Trombocitopenia menor a $100x10^9$/L no asociada a patología reconocible
PTI Secundaria	Trombocitopenia asociada a otras patologías. Para su definición, debe asociarse el nombre de la misma (p.ej. "PTI asociada a lupus"

Tabla 1. Sociedad Argentina de Hematología. 2017. Guías de diagnóstico y tratamiento.

Clasificación de acuerdo a criterios de temporalidad

De reciente diagnostico	Menos de 3 meses desde el diagnostico
Persistente	3-12 meses desde el diagnostico
Crónica	Más de 12 meses

Tabla 2. Sociedad Argentina de Hematología. 2017. Guías de diagnóstico y tratamiento.

Trombopoyesis: El camino hacia la formación de plaquetas

Dado que en la PTI los anticuerpos pueden afectar el proceso de trombopoyesis es importante conocer el mecanismo de maduración hacia el producto final: las plaquetas.

La trombopoyesis tiene una duración total aproximada de 7 días y se inicia en la médula ósea.

Los trombocitos o plaquetas se diferencian por medio de un proceso complejo y rigurosamente regulado a partir de células progenitoras hematopeyicas.

La célula BFU-MK por sus siglas en inglés (*burst forming unit*) da origen a CFU-MK, célula especifica del linaje trombocitario. Luego, CFU-MK se diferencia a megacarioblasto gracias a la estimulación de factores específicos (CSF-M) y diversas interleuquinas (IL-3,IL-6,IL-11).

Llega un estadío en el proceso de maduración de las células antecesoras a los trombocitos en donde cesan su actividad proliferativa y comienzan un proceso de endomitosis (sin división citoplasmática y nuclear). Esto va dar lugar a unas células grandes con múltiples núcleos pasando de ser diploides a poliploides .El proceso de endomitosis, en simultaneo al proceso de maduración, conlleva a un aumento del tamaño celular y la aparición en el citoplasma de gránulos, túbulos y microfilamentos. El megacarioblasto se diferencia a megacariocito, y cuando éste completa su maduración, se produce una fragmentación de su citoplasma que libera a las plaquetas.

La trombopoyetina (TPO) cumple un papel fundamental en la trombopoyesis. Estimula la maduración de los megacariocitos regulando así la producción de plaquetas. La TPO se sintetiza principalmente en el riñón pero también se genera en el bazo e hígado.

Cada megacariocito da origen entre 2000 a 4000 plaquetas aproximadamente, las cuales tienen destino final la sangre periférica.

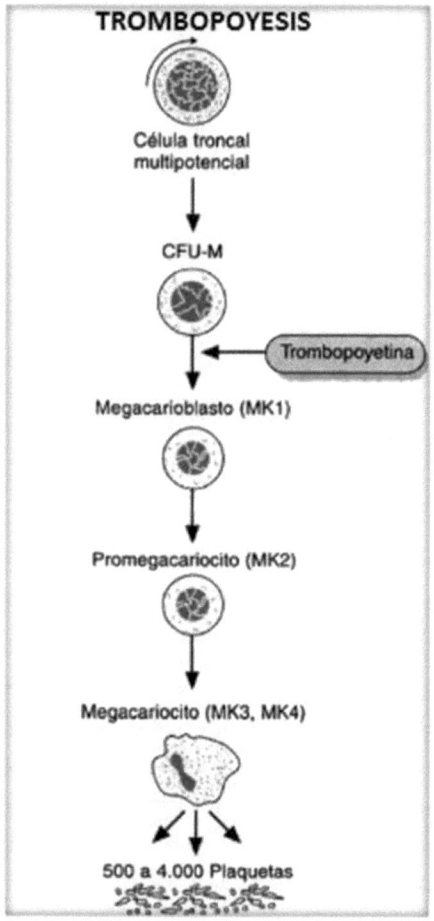

Figura 1. Maduración de los megacariocitos. Fuente: Bernadette F. Rodak. 2004 . Hematología, fundamentos y aplicaciones clínicas.

El rol del bazo

El bazo contribuye en la regulación plaquetaria, es el reservorio de una proporción importante de las mismas, alrededor de un 30% de las plaquetas circulantes en sangre periférica se secuestra en el bazo. Existe un intercambio libre entre las plaquetas de la sangre periférica y el depósito esplénico. En su paso por la pulpa roja del bazo algunas plaquetas ya sea porque cumplieron con su vida media o por alguna alteración morfológica son retenidas para ser destruidas por los macrófagos. Se estima que la vida media de los trombocitos es entre 8 y 12 días.

Por otro lado, la pulpa blanca es parte del sistema inmune, donde se encuentran la mayor parte de los linfocitos B productores de anticuerpos.

Cuando ocurre una disminución de plaquetas, el deposito esplénico se vacía y el organismo en respuesta aumenta la secreción de trombopoyetina que acelerará la maduración de megacariocitos y la posterior producción de nuevas plaquetas para contrarrestar los bajos niveles plaquetarios.

Ahora bien, ¿Qué ocurre si se extirpa el bazo? El organismo disminuye la capacidad de producir anticuerpos y por ende eliminar agentes patógenos presentes en la sangre. Aunque el potencial de combatir infecciones disminuya, al cabo de un tiempo, otros órganos como el hígado comienzan a desarrollarse para compensar la ausencia del bazo y reemplazar parte de sus funciones.

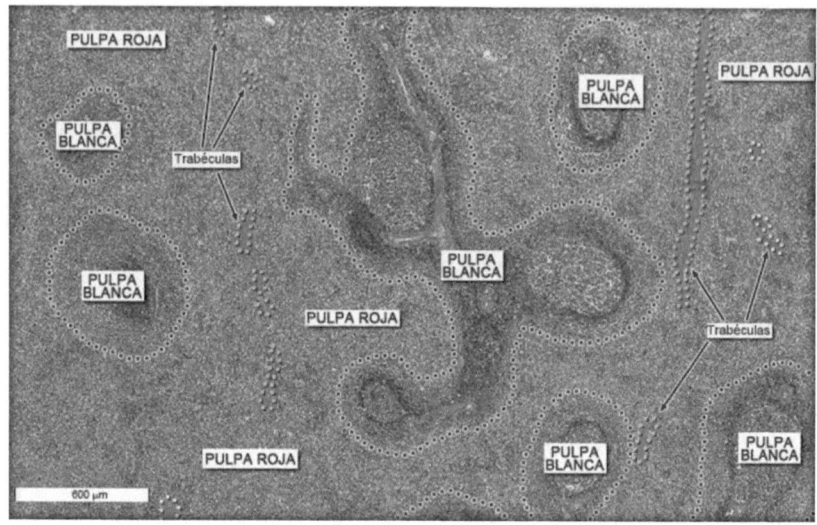

Figura 2. Vista al microscopio del tejido del bazo .Fuente: http://www.microenfoque.com/atlas-de-histologia/sistema-inmunitario.

Marco teórico II

Diagnóstico

La historia clínica es fundamental para el diagnóstico de pacientes con PTI, se llega al mismo por exclusión y descarte de otras causas de trombocitopenia ya que hasta el momento no existe una sola prueba confirmatoria.

Los estudios clínicos para una evaluación inicial son:

- Historia clínica y evaluación de antecedentes.
- Examen físico.
- Hemograma completo con recuento de plaquetas.
- Visualización de frotis de sangre periférica.
- Coagulograma básico: tiempo de protrombina, tiempo parcial de tromboplastina activada, tiempo de trombina.
- Prueba de Coombs directa.
- Hepatograma

- Proteinograma
- Dosaje de inmunoglobulinas
- Serología para VIH, Hepatitis C, virus de Epstein Barr, Citomegalovirus, Helicobacter pylon.
- Anticuerpos antifosfolipidos
- Anticuerpos antitiroideos.

Cuando el paciente presenta una trombocitopenia verdadera, se deberán descartar causas no inmunes y hereditarias asi como las PTI secundarias (asociadas a otra enfermedad). Si la causa inicial no revela una causa evidente, en algunos casos la punción aspirativa de médula ósea (PAMO) y/o biopsia de medula ósea (BMO). [8]

Indicaciones de medulograma:

Pacientes adultos	Pacientes Pediátricos
Mayores de 60 años	Citopenia asociada
Citopenias asociadas	No respuesta e inmunoglobulina endovenosa(Ig EV)
Falla a primera línea de tratamiento	Previo al uso de corticoides (opcional)
Previo a esplenectomia	No remisión a los 3-6 meses

Tabla 3. Indicaciones de medulograma, sujeto a criterio del médico tratante. Fuente: Sociedad Argentina de Hematología. 2017. Guías de diagnóstico y tratamiento.

El diagnostico de las trombocitopenias hereditarias es complejo, debiendo recurrirse a estudios de funcionalidad plaquetaria, microscopia electrónica y detección de mutaciones a nivel molecular, pero en algunas ocasiones la atenta observación plaquetaria y leucocitaria, así como la historia clínica familiar pueden orientar al diagnóstico. [8]

Diagnóstico diferencial con otras causas de trombocitopenia	
Causas inmunes	Causas hereditarias
Colagenopatías	Trombocitopenia con aplasia de radio.
Síndrome antifosfolipídico (SAF)	Purpura amegacariocitica congénita
Drogas (heparina,penicilina, abeiximab,	

epifibatide, tirofiban, ,sales de oro, quinina)	Sinostosis radiocubital
	Anemia de Fanconi
Infecciones: VIH, mononucleosis infecciosa, Hepatitis C, Helicobacter pylori.	Síndrome de Wislott- Aldrich
	Enfermedades de relacionadas al gen MYH9.
Neoplasías linfoproliferativas	
Trombocitopenia aloinmune	Síndrome de Bernard-Soulier.
Síndrome de Evans	Enfermedad de von Willebrand tipo 2B
	Pseudo von Willebrand (PT-VWD)

Tabla 4. Diagnóstico diferencial con otras causas de carácter inmune y hereditario.

Fuente: Sociedad Argentina de Hematología. 2017. Guías de diagnóstico y tratamiento.

Tratamientos

El objetivo de los distintos esquemas de tratamientos para la PTI es lograr que los pacientes eleven el número de plaquetas en sangre. Para ello, se debe evaluar individualmente cada caso de acuerdo al recuento plaquetario hasta ese momento, beneficios y riesgos de los tratamientos disponibles.

En caso de menores de edad debe existir un consenso para el tratamiento entre los padres/tutores y el médico tratante.

Se comienza entonces con tratamientos de primera línea que buscan asegurar la ausencia de sangrado (niveles mínimos aproximadamente de $50.000/mm^3$). De no haber remisión se procede con tratamientos de segunda y tercera línea para llegar a los niveles plaquetarias esperados.

Analizaremos cada línea de tratamiento, individuales o en combinación, sugeridas para cada estadio de la enfermedad (De reciente diagnóstico, persistente y crónica) destacando su grado de respuesta y la presencia o no de efectos adversos.

Tratamientos de primera línea

Inicialmente se administran corticoides como la prednisona o dexametasona con la finalidad de controlar el sangrado.

La prednisona es una de las más utilizadas, se evita la enorme mayoría de los efectos adversos de la corticoterapia y se obtienen recuentos plaquetarios seguros a las 48 hs en la mayoría de los pacientes; sin embargo, estos valores habitualmente no se mantienen por más de 7 a 14 días, volviendo luego a sus niveles previos [1].

Si el recuento plaquetario se mantiene o recae a $30.000/mm^3$ se considera administrar IgG EV o Ig Anti D o Anti Rh como otra alternativa.

Sin embargo, la gran mayoría de pacientes son dependientes de corticoides para mantener el nivel de plaquetas, por lo que se continúa con tratamientos de segundo línea. En este estadio del tratamiento el paciente pasa de reciente diagnostico a persistente.

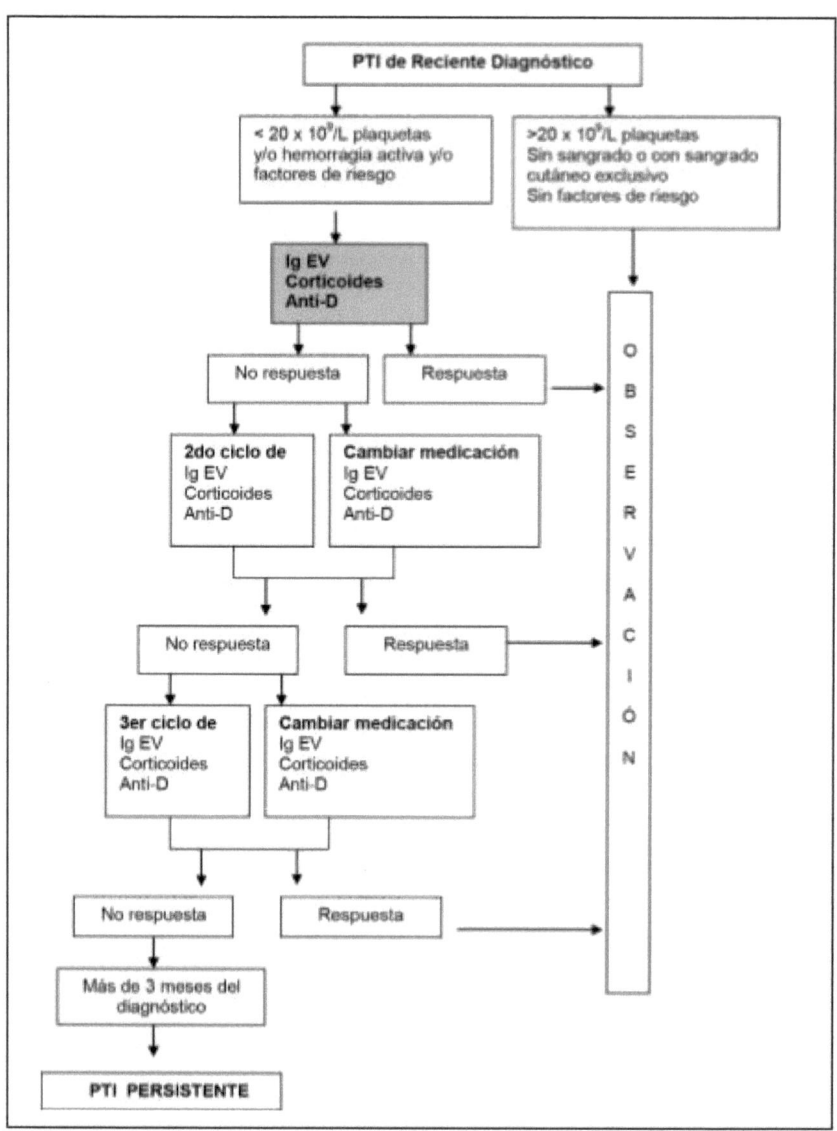

Figura 3. Algoritmo para pacientes pediátricos con PTI.

Fuente: Sociedad Argentina de Hematología. 2017. Guías de diagnóstico y tratamiento.

Tratamientos de segunda línea

Como tratamiento de segunda línea se propone la administración de vincristina, ciclosporina A, danazol, azatioprina. También como droga inmunosupresora se utiliza el Rituximab que disminuye la producción de anticuerpos y aún en estudio por sus efectos adversos a largo plazo pero no recomendado en niños los agonistas del receptor de la TPO: eltrombopag y romiplostim. En edad pediátrica la opción de la esplenectomía se suele posponer hasta después de los 7 u 8 años de edad debido a la importancia que tiene este órgano en el proceso de maduración de las capacidades inmunológicas de los niños. [9]

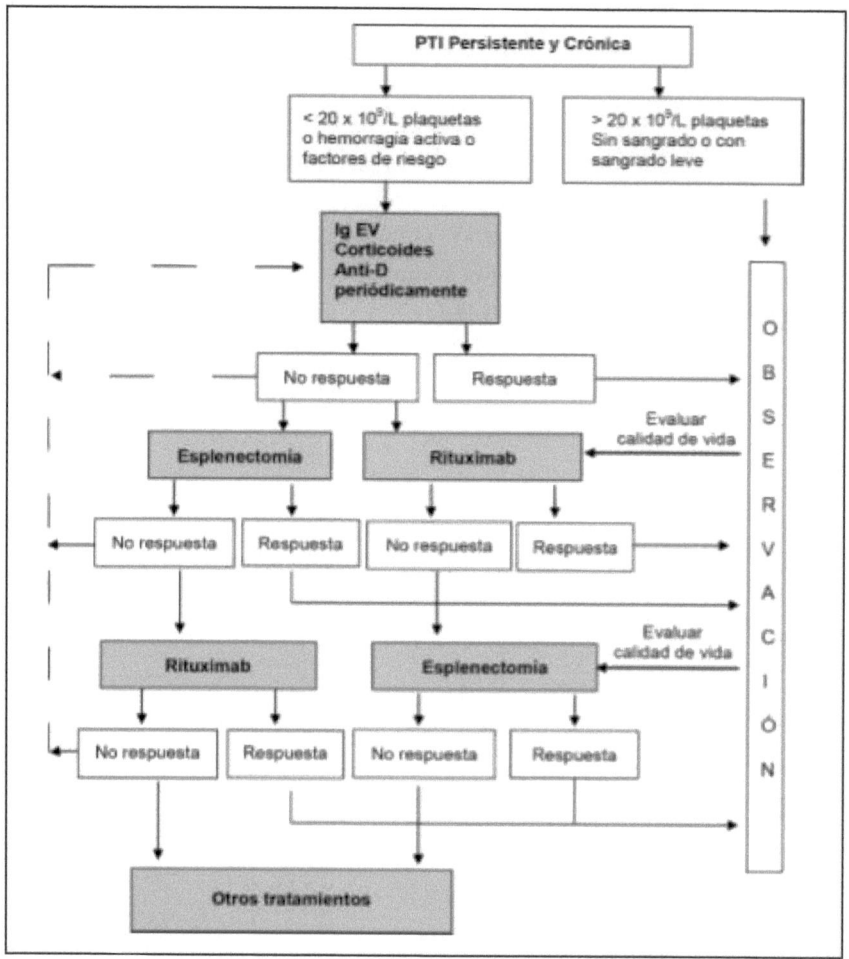

Figura 4. Algoritmo para tratamiento de pacientes pediátricos de PTI persistente y crónica. Fuente: Sociedad Argentina de Hematología. 2017. Guías de diagnóstico y tratamiento.

En el caso de los adultos, el esquema de tratamiento de primera línea se mantiene igual que en pacientes pediátricos como se mencionó anteriormente.

Como tratamiento de segunda línea ya se evalúa la posibilidad de esplenectomía y el uso de los agonistas del RTPO debe ser analizado para cada paciente y con un especial seguimiento ya que demuestra toxicidad ante el uso prolongado.

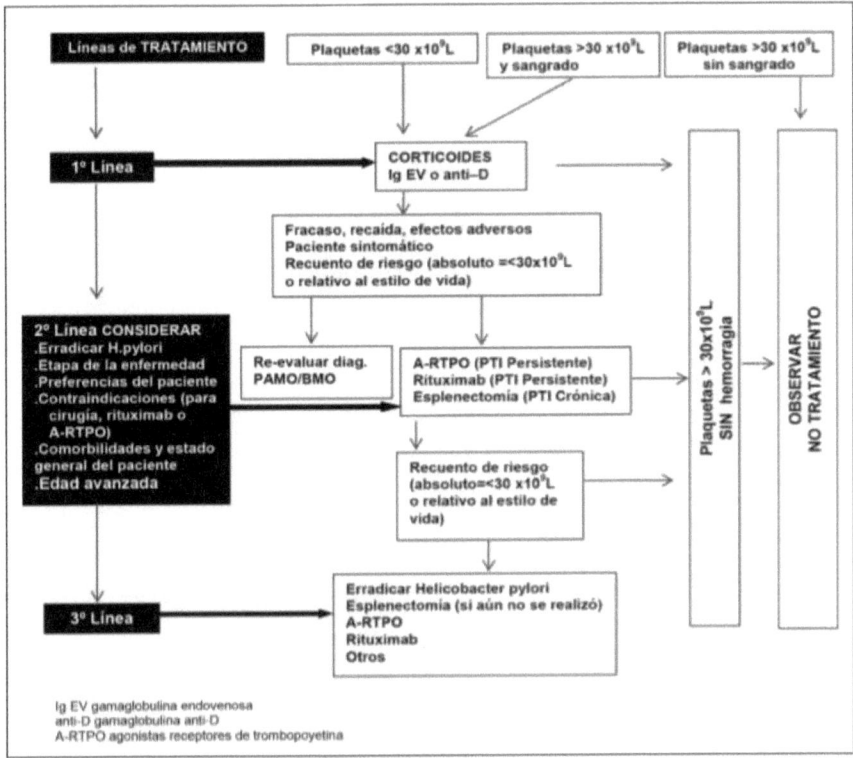

Figura 5. Algoritmo para tratamiento de pacientes adultos con PTI. Fuente: Sociedad Argentina de Hematología. 2017. Guías de diagnóstico y tratamiento.

Esplenectomia

La esplenectomia o extirpación del bazo es uno de los tratamientos con mayor número de respuestas positivas en aquellos pacientes que no han demostrado mejoría con esquemas de tratamientos basados en corticoides, inmunoglobulinas, ar-TPO e incluso inmunosupresores o que demuestran intolerancia con los mismos.

Tal como se mencionó anteriormente el bazo es el principal reservorio de plaquetas y órgano donde ocurre la destrucción plaquetaria.

Revisiones sistemáticas de esta terapia en PTI han demostrado un aumento del recuento plaquetario hasta alcanzar valores normales en más del 66% de los pacientes. El aumento plaquetario se observa en las primeras dos semanas post procedimiento. El período adecuado tras el cual se puede plantear la esplenectomía es discutible, pero se recomienda realizarla pasados por lo menos 6 meses desde el diagnóstico de PTI, lo que puede variar según la urgencia clínica de cada caso en particular.[10]

Hoy en dia con el avance de la tecnología, la esplenectomía laparoscópica presenta menos complicaciones. Es un procedimiento quirúrgico que resulta menos costoso, reduce las complicaciones perioperatorias como así también el tiempo de estadía hospitalaria.

Sin embargo, requiere un especial cumplimiento vacunatorio y administración de antibióticos antes y después de la cirugía ya que el paciente se encuentra expuesto a infecciones graves.

Vacunación recomendada	
Vacuna	Tiempo de vacunación
H.influenzae y meningococo	2 semanas previas a la esplenectomia
Antigripal	Repite 1 vez por año
Neumococo	2 semanas previas a la esplenectomia. Refuerzo cada 5 años

Tabla 5. Vacunacion recomendada. Fuente: Sociedad Argentina de Hematología. 2017. Guías de diagnóstico y tratamiento

Epidemiología

Si bien la PTI es considerada una enfermedad poco frecuente (EPOF) se cuenta con datos estimativos acerca de su incidencia en la población.

La Sociedad Argentina de Hematología en 2017, ha comunicado una incidencia de 1,9 a 6,4 casos/ 100.000 persoñas/año en niños y de 3,3 a 10 casos/100.000 personas/año en adultos.

La PTI afecta a ambos sexos, registrándose una inclinación hacia el sexo femenino en el caso de adultos. En niños, no hay una diferencia de frecuencia de casos entre femenino y masculino.

En cuanto a la franja etaria los niños presentan una mayor frecuencia de la enfermedad con un pico de prevalencia entre los 2 primeros años de vida.

Sin embargo, el único factor clínico predictivo reconocido de remisión espontánea es la edad: a menor edad, mayor probabilidad de remisión [1,3,7]. Aproximadamente el 70% de los pacientes pediátricos alcanzan remisión en un plazo menor a 12 meses.[1]

Edad	Índice de remisión
2 a 12 meses	89,8% (247/275)
1 a 8 años	71,3% (656/920)
9 a 18 años	49,0% (103/210)

Tabla 6. Porcentajes de remisión según grupo etario[1]

Pacientes pediátricos frente a los distintos tratamientos

Se analizaron datos de un estudio realizado por el Hospital de niños de Buenos Aires con el fin de evaluar la tasa de respuesta de los principales tratamientos publicado en el 2008.

Esplenectomia:

Cuarenta y cuatro pacientes fueron sometidos a la esplenectomia, media del recuento plaquetario a la cirugía:38.600/mm3, todos fueron vacunados previamente y recibieron profilaxis antibiótica ulterior.

Cuarenta niños (91%) tuvieron una respuesta buena y cuatro (9%), respuesta nula.Con una media de seguimiento de 11,9 años, ningún paciente sufrió complicaciones pre o posquirúrgicas, o infecciones y continuaron con buena respuesta.

Corticoides:
Se estudiaron a 42 pacientes que recibieron corticoides a 2 mg/kg/día por 4 semanas. Ninguno logró una respuesta buena o parcial y todos tuvieron una respuesta nula
IgG EV:
55 pacientes recibieron IgG EV, un régimen de inducción 1 g/kg/día por 2 días y pulsos de mantenimiento de 1 g/kg por 1 día. Los pulsos se realizaron para lograr un efecto inmunomodulador. Respuesta buena 25 pacientes (45,4%), respuesta nula 30 pacientes

(54,6%). Con una media de seguimiento de 13,4 años, los pacientes con respuesta buena (25 niños) continuaron en remisión (media del recuento plaquetario 187.300/mm3).

El estudio arrojo que la esplenectomia fue el tratamiento con mayor éxito en pacientes con PTI crónica.

Pacientes adultos frente a los distintos tratamientos

Tratamiento	Respuesta inicial	Tiempo hasta respuesta	Observaciones
Esplenectomia	~ 80 %	1-56 dias	
Rituximab	~ 65 %	7-56 dias	Remisión a largo plazo no mayor del 25%
Eltrombopag (E) Romiplostim (R)	Menor a 80%	7-28 dias (E) 5-14 dias (R)	Crean dependencia Respuesta a largo plazo del 60%

Tabla 7. Tratamientos y respuesta en pacientes adultos. Fuente: Sociedad Argentina de Hematología. 2017. Guías de diagnóstico y tratamiento

Conclusión

La PTI es un trastorno inmunitario considerada una enfermedad poco frecuente, lo que significa que a escala mundial solo un número reducido de personas se ve afectada por la misma. A pesar de su baja incidencia, quienes la padecen no solo se ven afectados físicamente, también les impacta emocional y socialmente. Frente a la incertidumbre de no existir una cura, los pacientes transitan un gran estrés y condicionamiento de su rutina diaria.

En la actualidad, el avance de la tecnología y la ciencia traen a la luz nuevos descubrimientos del origen de la enfermedad abriendo caminos hacia nuevos tratamientos.

Sin embargo es un campo que falta mucho investigar, acerca de las ultimas terapias disponibles como los RTPO :El trombopag y romiplostim solo llevan a mejorar la calidad de vida de los pacientes ya que aumentan el número de plaquetas y controlan los episodios de sangrado, pero no llevan a una remisión completa de la enfermedad.

Los efectos adversos a largo plazo todavía no se encuentran bien definidos, especialmente en niños, y su efectividad en el tiempo depende de complementariedad con otras líneas de tratamiento.

La esplenectomia hasta el momento se destaca como la intervención con el índice más alto de éxito a largo plazo. La misma puede presentar algunas complicaciones post-quirúrgicas y no todos los pacientes reúnen las condiciones para la cirugía.

Sin embargo, los resultados de los estudios realizados en niños y adultos confirmaron que, ante un estadio crónico de la enfermedad en donde fracasaron tratamientos de primera línea, es la vía hacia la remisión en un 70 a 80 %.

Bibliografía

(1) XXIII Congreso argentino de hematología (Nov, 2017). *Hematología volumen 21 nº extraordinario.*

(2) Hospital de niños de Buenos Aires (2008). *Púrpura trombocitopénica inmune en pediatría. Experiencia en 27 años. Rev hosp niños baires - volumen 50 - no 228.*

(3)Comité de la SAP. (2003). Púrpura trombocitopénica idiopática, consenso sobre diagnóstico y tratamiento.

(4) Ulrich Welsch, Johannes Sobotta. 2010. Histología -2°edicion. Editorial medica panamericana.

(5) Jhon B. Miale .1985 .Hematología medicina de laboratorio ,6° edición. Editorial Reverté S.A

(6) Bernadette F. Rodak. 2004. Hematología, fundamentos y aplicaciones clínicas, 2° edición. Editorial medica panamericana.

(7) Donato H, Picón A, Martinez M y col. 2009. Demographic data, natural history, and prognostic factors of idiopathic thrombocytopenic purpura in children: a multicentered study from Argentina. Pediatr Blood Cancer.

(8) Sociedad Argentina de Hematología. 2017. Guías de diagnóstico y tratamiento.

(9) Wilson Ruiz Gil . (Oct, 2015). *Diagnóstico y tratamiento de la púrpura trombocitopénica inmunológica- Rev Med Hered vol.26 no.4.*

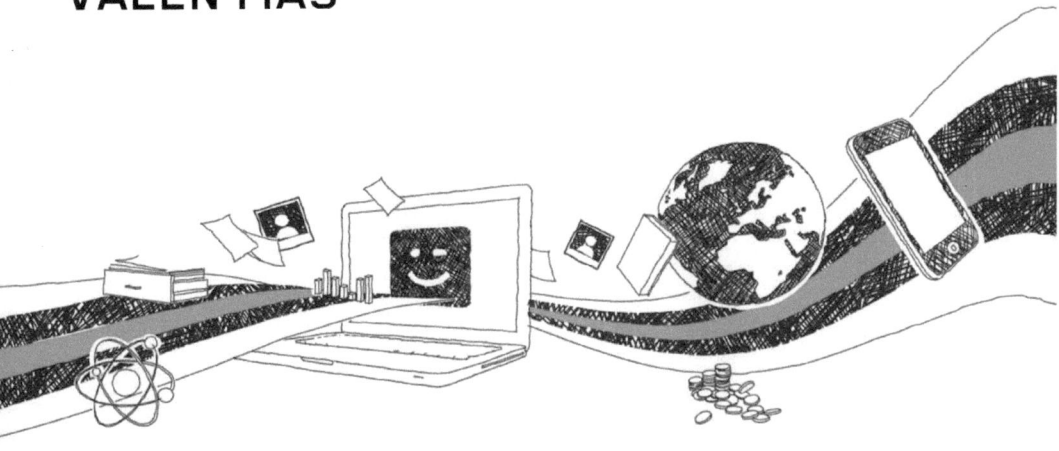
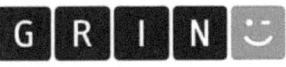